Sitzungsberichte
der Akademie der Wissenschaften
der DDR
Mathematik – Naturwissenschaften – Technik

Jahrgang 1981 · Nr. 12/N

Fritz Markwardt

Neue Aspekte der fibrinolytischen Therapie

AKADEMIE-VERLAG · BERLIN
1981

Vortrag von Fritz Markwardt, Korrespondierendes
Mitglied der Akademie der Wissenschaften der DDR
gehalten in der Sitzung der Klasse Medizin der
AdW der DDR am 16. Oktober 1980

Herausgegeben im Auftrage
des Präsidenten der Akademie
der Wissenschaften der DDR
von Vizepräsident Prof. Dr. Heinrich Scheel

ISSN 0138-3956
Erschienen im Akademie-Verlag, DDR-1080 Berlin, Leipziger Str. 3–4

Lizenznummer: 202 · 100/235/81
Gesamtherstellung: VEB Druckhaus Köthen
Bestellnummer: 762 990 6 (2010/81/12/N) · LSV 2025
Printed in GDR
DDR 3,– M

Die in den letzten Jahrzehnten erzielten Erfolge in der Thromboemboliebekämpfung sind durch vorsorgliche Anwendung von gerinnungshemmenden Stoffen, wie Heparin und Kumarine, erreicht worden, die somit zu klinisch essentiellen Medikamenten wurden. Mit der Einführung dieser als Antikoagulantien bezeichneten Arzneistoffgruppe wurden jedoch nur Möglichkeiten für eine Thromboseprophylaxe geschaffen. Da nun der Organismus über ein System verfügt, das die Aufgabe hat, im Verlaufe der Blutgerinnung gebildetes Fibrin wieder aufzulösen, nachdem es seine physiologische Funktion bei der Hämostase erfüllt hat, ergab sich der Wunsch nach einer pharmakologischen Steuerung der Fibrinolysevorgänge, um nicht nur eine intravasale Gerinnselbildung zu verhindern, sondern auch gebildete Thromben aufzulösen. Mit den als Fibrinolytika bezeichneten antithrombotisch wirksamen Arzneistoffen wurde somit neben der Prophylaxe auch eine Therapie thromboembolischer Erkrankungen ermöglicht (Übersicht [16, 26]). Die effektive und risikoarme fibrinolytische Therapie erfordert in besonderem Maße Kenntnisse über den biochemischen Reaktionsmechanismus der Fibrinolytika. Auf diesem Gebiet wurden in den letzten Jahren neue Erkenntnisse gewonnen, die zur Optimierung der Therapie und zur Einführung neuer Behandlungspläne sowie einer Ausweitung des Indikationsgebietes geführt haben. Außerdem wurde die Suche nach neuen fibrinolytisch wirksamen Substanzen fortgesetzt.

Nach einer kurzen Darstellung des Standes soll daher über neue Erkenntnisse und Entwicklungstendenzen der fibrinolytischen Therapie berichtet werden.

1. Physiologie der Fibrinolyse/Thrombolyse

Zum Verständnis der Entwicklung und Wirkungsweise der Fibrinolytika ist die Kenntnis des physiologischen, biochemischen Reaktionsmechanismus der Fibrinolyse/Thrombolyse erforderlich (Übersicht [15]).

1.1. Das fibrinolytische System

Bei dem auf die Spaltung des unlöslichen Fibrins in lösliche Abbauprodukte eingestellten fibrinolytischen System handelt es sich um enzymatisch gesteuerte, spezifische proteolytische Reaktionsketten (Abb. 1). Normalerweise ist im strömenden Blut keine fibrinolytische Aktivität nachweisbar, da das proteolytische Enzym *Plasmin*, das den Fibrinabbau katalysiert, in Form von *Plasminogen*, der inaktiven Vorstufe des Enzyms, vorliegt. Unter bestimmten physiologischen und pathologischen Bedingungen kommt es zu einer Aktivie-

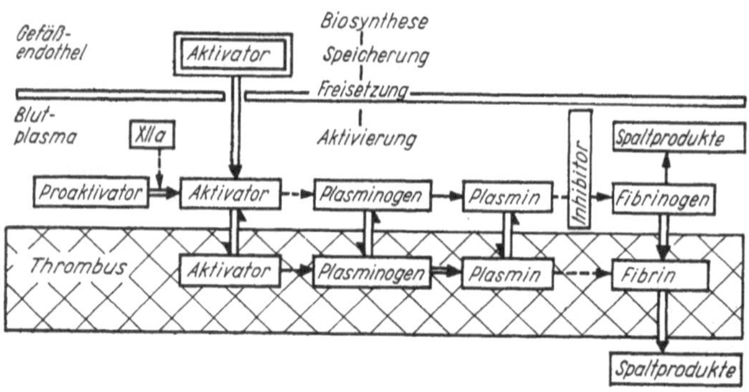

Abb. 1 Reaktionsschema des fibrinolytischen Systems

rung des Proenzyms durch *Aktivatoren* (Kinasen), die im Blut gebildet oder aus Geweben freigesetzt werden. Plasminogenaktivatoren wurden in mehreren Geweben nachgewiesen, wobei Unterschiede hinsichtlich ihrer Konzentration bestehen. Auch der in der Niere gebildete und mit dem Urin ausgeschiedene Aktivator, die *Urokinase*, ist den Gewebsaktivatoren zuzurechnen. Einen hohen Aktivatorgehalt weisen die Endothelzellen venöser Blutgefäße auf. Diese Gefäßaktivatoren haben für die Regulation der fibrinolytischen Aktivität im Blut eine entscheidende Bedeutung.

Im Blut können ferner aus *Proaktivatoren* Aktivatoren gebildet werden, wobei zwischen einer durch Wirkung des Faktors XII (Hageman-Faktor) und einer auf anderem Wege entstehenden Aktivatoraktivität unterschieden wird [10].

Die Umwandlung des Plasminogens zum Plasmin - also die Aktivierung des fibrinolytischen Systems - ist ein spezifischer proteolytischer Prozeß, der in zwei Schritten abläuft (Abb. 2A). Durch Abspaltung eines Peptids vom N-

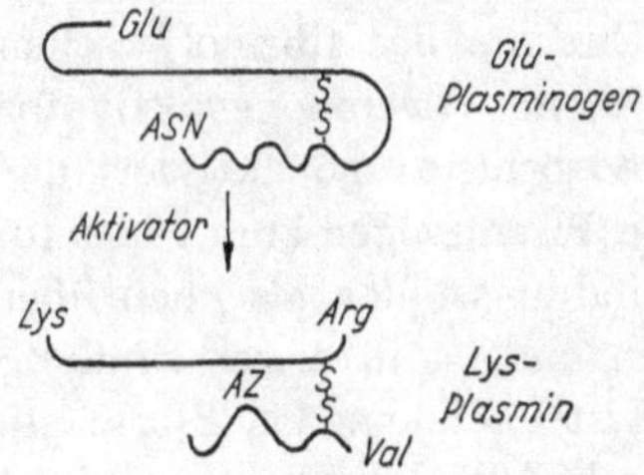

Abb. 2 Schematische Darstellung der Plasminogen-Aktivierung
A: Durch Urokinase: Limitierte Proteolyse mit nachfolgender Konformationsänderung und Bildung des aktiven Zentrums (AZ)

terminalen Ende des nativen Plasminogens (Glu-Plasminogen) entsteht zunächst Lys-Plasminogen. Danach wird eine Arg-Val-Peptidbindung im Proenzymmolekül hydrolysiert, wobei zwei ungleich große Teilstücke gebildet werden, die über Disulfidbrücken miteinander verknüpft sind. Dadurch werden im kleinen Anteil (light chain) des Plasminogenmoleküls konformationelle Umlagerungen möglich, wobei ein aktives Zentrum gebildet wird und das Molekül enzymatische Eigenschaften gewinnt [5].

Im Blutplasma sind *Hemmstoffe* der Plasminogenaktivierung und Inhibitoren des aktiven Pasmins vorhanden. Die größte Bedeutung für die Hemmung des fibrinolytischen Systems hat ein neuerdings beschriebener Hemmstoff, der sich in der α_2-Globulinfraktion befindet. Dieser auch als α_2-Antiplasmin bezeichnete Inhibitor bewirkt eine schnelle Plasmin-Inaktivierung durch Bildung eines Komplexes mit dem Enzym. Dadurch wird das α_2-Antiplasmin zum wichtigsten physiologischen Inhibitor, obwohl seine Plasmakonzentration nicht ausreicht, um alles aktivierbare Plasmin zu hemmen. Bei einer massiven Aktivierung der Fibrinolyse werden auch die anderen Inhibitoren, insbesondere das α_2-Makroglobulin, beansprucht [29].

1.2. Mechanismus der Thrombolyse

Das fibrinolytische Enzym Plasmin ist eine Serinprotease, welche das unlösliche Fibrin in lösliche Spaltprodukte fragmentiert. Obwohl das Plasmin primär keine Spezifität gegenüber Fibrin besitzt, kommt in vivo ein spezifischer fibrinolytischer Effekt zustande. Hierfür sind im wesentlichen zwei Vorgänge verantwortlich.

1. Das Plasminogen reichert sich auf Grund seiner besonderen Affinität zu Fibrinogen in den Fibrinablagerungen an und kann somit nach seiner Aktivierung unmittelbar auf das Fibrinsubstrat einwirken.

2. Im Gegensatz zu dem im Blutplasma gelösten Plasmin ist das am Fibringerinnsel fixierte Enzym der Inaktivierung durch das im Überschuß vorhandene Antiplasmin entzogen.

Der molekulare Mechanismus der Fibrinolyse in vivo ist in letzter Zeit weitgehend geklärt worden [32]. Fibrin besitzt stereospezifische lysinsensitive Bindungsstellen, über die es Proenzyme und Enzyme des fibrinolytischen Systems zusammenbringt. Der ins Blut abgegebene Plasminogenaktivator wird über die Lysin-Bindungsstellen an Fibrin adsorbiert und aktiviert das dort gleichfalls über diese Bindungen adsorbierte Plasminogen zum Plasmin. Das gebildete Plasmin ist sowohl über Lysin-Bindungsstellen als auch über sein aktives Zentrum mit dem Fibrin verbunden und ist in dieser Bindung der Reaktion mit dem Antiplasmin entzogen. Erst nachdem das Fibrin gespalten ist, wird das Enzym freigesetzt und durch Antiplasmin schnell und irreversibel inaktiviert. Durch das Zusammenspiel der Reaktanten des fibrinolytischen Systems - Aktivatoren, Plasminogen, Fibrin und Inhibitoren - wird die Fibrinolyse so gesteuert, daß sie lokal begrenzt bleibt (Abb. 1). Fibrin ist also nicht nur Substrat für Plasmin, sondern begünstigt gleichzeitig die Aktivierung von Plasminogen durch Aktivatoren und schützt sie vor den Inhibitoren.

2. Stand und Entwicklung der fibrinolytischen Therapie (mit Streptokinase)

Es taucht die Frage auf, wie die Fibrinolysevorgänge zum Zwecke einer intravasalen Thrombolyse pharmakologisch gesteuert werden können. Die als Fibrinolytika bezeichnete Arzneistoffgruppe umfaßt Substanzen, die direkt oder durch Aktivierung des körpereigenen fibrinolytischen Systems intravasale Fibrinablagerungen auflösen (Tab. 1). Sie können nicht in gleichem

Tabelle 1 Fibronolytika/Thrombolytika

Wirkungsmodus	Stoffgruppen (Pharmaka)
Direkte proteolytische Spaltung des Fibrins	Proteolytische Enzyme (Plasmin, Pilzproteasen)
Aktivierung des Plasminogens	Kinasen, Aktivatoren (Urokinase, Streptokinase)
Steigerung der Bildung oder Freisetzung von Gewebsaktivatoren, insbesondere des Gefäßendothels	Indirekte Fibrinolytika (Anabole Steroide, Biguanide, vasoaktive Substanzen)

Maße zur Thrombosetherapie genutzt werden. Die Anwendung von Plasmin hat sich nicht bewährt, da es von den Plasmin-Inhibitoren des Plasmas sofort gebunden wird und daher keine sichere Thrombolyse bewirkt. Eine gewisse Bedeutung als Fibrinolytikum haben auch fibrinolytisch wirksame Enzyme aus Pilzen erlangt, wie die von uns als Thrombolytikum entwickelte Protease aus Aspergillus ochraceus, Ocrase [8, 18]. Sie sind jedoch nicht spezifisch genug und werden nur lokal appliziert.

Von den bisher bekannten Aktivatoren der Fibrinolyse ist Streptokinase (SK) das am häufigsten angewandte Mittel zur fibrinolytischen Behandlung thromboembolischer Erkrankungen. Urokinase-Präparate werden weitaus seltener verwendet.

Über die Entwicklung synthetischer indirekter Fibrinolytika wird im nächsten Kapitel berichtet.

In Anbetracht dieser Situation haben wir uns bereits vor Jahren um die Entwicklung eines eigenen Streptokinasepräparates bemüht, hatten aber erst Erfolg, nachdem W. Köhler, Akademie der Wissenschaften der DDR, Zentralinstitut für Mikrobiologie und experimentelle Therapie, Jena, ein Verfahren zur Produktion und Isolierung größerer Streptokinasemengen mit hoher Qualität vorlegte und bis zur Industriereife entwickelte. Dadurch, daß wir einen wissenschaftlichen Vorlauf im Hinblick auf Biochemie, Pharmakologie und klinische Anwendung des Wirkstoffes besaßen und uns zu einer Zusammenarbeit entschlossen hatten, gelang es, in relativ kurzer Zeit das als Awelysin® bezeichnete Präparat einzuführen [11, 19].

Über neue Erkenntnisse zum Wirkungsmechanismus und die daraus resultierenden Modifikationen der SK-Anwendung sowie über Erfolge und Probleme der SK-Therapie soll auf Grund eigener Erfahrungen und Untersuchungen berichtet werden.

2.1. Wirkungsmechanismus der Streptokinase

Streptokinase ist ein Stoffwechselprodukt β-hämolytischer Streptokokken. Es handelt sich dabei um ein Protein (Mol.-Gewicht 47000), das aus 420 Aminosäureresten in einer Peptidkette ohne Disulfidbrücken besteht. Über die biochemische Reaktionsweise dieses interessanten Wirkstoffes wurden in den letzten Jahren neue Erkenntnisse gewonnen, die zur Optimierung der therapeutischen Anwendung des Stoffes als Fibrinolytikum beitrugen. Die Streptokinase nimmt eine Ausnahmestellung unter den Plasminogenaktivatoren ein. Im Gegensatz zu den körpereigenen Plasminogenaktivatoren ist das Molekül proteolytisch inaktiv, offensichtlich weil der für den Aufbau des aktiven Zentrums von Serinproteinasen essentielle Histidinrest in entsprechender Position fehlt.

Aus der Primärstruktur lassen sich Homologien zu den Serinproteinasen erkennen, so daß man neuerdings glaubt, daß das Molekül – möglicherweise in einer analogen Entwicklung zu den Proteasen – über eine partielle Genduplikation entstanden ist. Das enzymatische inaktive Protein bewirkt die Plasminogenumwandlung nicht direkt, sondern bildet zunächst mit dem Plasminogen einen Komplex im stöchiometrischen Mol.-Verhältnis 1:1. Das Plasminogenmolekül wird dadurch einer allosterisch induzierten Konformationsänderung unterworfen, die zur Bildung des aktiven Zentrums aus dem flexiblen Teil des Plasminogenmoleküls und zur Entstehung einer den körpereigenen Aktivatoren entsprechenden Aktivität führt (Abb. 2B).

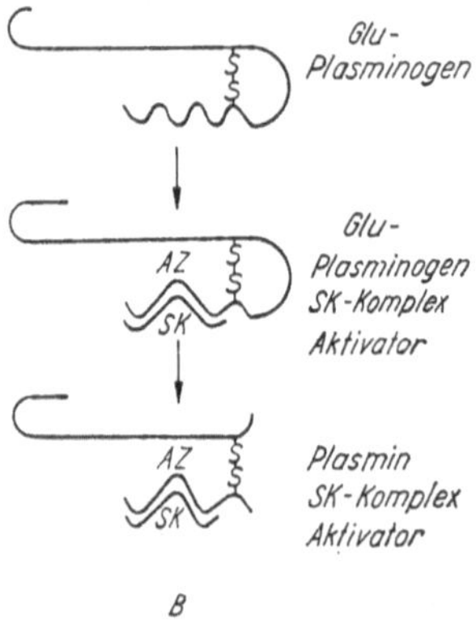

Abb. 2 Schematische Darstellung der Plasminogen-Aktivierung

B: Durch Streptokinase (SK): Allosterisch induzierte Konformationsänderung mit Bildung des aktiven Zentrums (AZ)

Der aus menschlichem Plasminogen und Streptokinase gebildete Aktivator ist mit dem aktiven Prinzip der Streptokinase-Therapie identisch. Zu seinen therapeutisch genutzten Vorteilen gehört, daß er spezifisch auf die Spaltung einer Arginin-Valin-Bindung im Plasminogenmolekül eingestellt ist und nicht die allgemeinen proteolytischen Eigenschaften des Plasmins besitzt. Er ist somit in der Lage, weitere nicht mit Streptokinase besetzte Plasminogenmoleküle in Plasmin umzuwandeln.

Abhängig von der Streptokinasemenge, kann das Plasminogen des Blutes entweder in Aktivator oder in Plasmin umgewandelt werden. Daraus wird auch verständlich, daß sich die in Plasmin überführbare Plasminogenmenge des Blutes – entsprechend ihrer Bindung an Streptokinase – mit steigender Streptokinasemenge vermindert, bis im Extremfall das gesamte Plasminogen in Aktivator überführt ist.

Für eine erfolgreiche therapeutische Anwendung der Streptokinase ist die Kenntnis ihres pharmakokinetischen Verhaltens notwendig [9]. An der Elimination der Streptokinase sind Prozesse unterschiedlicher Kinetik beteiligt. Hierbei ist von Bedeutung, daß die Streptokinase zunächst durch Bindung an Streptokinase-Antikörper inaktiviert und in der Leber akkumuliert wird. Erst nach Absättigung der Antistreptokinase bilden weitere Streptokinasemengen den Plasminogenaktivatorkomplex. Bei der konventionellen Streptokinase-Therapie sind demnach zwei Behandlungsschritte zu unterscheiden. In der ersten Phase wird eine relativ große Initialdosis verabfolgt, um die bei allen Patienten in unterschiedlicher Konzentration vorhandenen gegen Streptokinase gerichteten Antikörper zu neutralisieren und die Plasminogenaktivierung einzuleiten. Die Höhe der Initialdosis kann individuell unter Berücksichtigung des Antistreptokinasetiters des Patienten berechnet oder auch pauschal festgelegt werden. Aus Untersuchungen über die Streptokinase-Toleranz der mitteleuropäischen Bevölkerung ist bekannt, daß bei einer Dosis von 250000–500000 E bei 84–93% aller Patienten eine ausreichende Aktivierung des fibrinolytischen Systems erreicht werden kann.

In einer zweiten Behandlungsphase werden zur Aufrechterhaltung der fibrinolytischen Aktivität 100000 E/h kontinuierlich über einen oder mehrere Tage infundiert. Streptokinase bildet dann mit dem Plasminogen den Aktivatorkomplex, der von den Plasmininhibitoren nicht inaktiviert wird und, wie der Gewebsaktivator, eine Affinität zum Fibrin hat, so daß er an den Inhibitoren vorbei bis zum Fibrin gelangt und dort zur Wirkung kommt.

2.2. *Erfolge und Probleme der Streptokinase-Therapie*

Es ist heute anerkannt, daß eine thrombolytische Therapie eine positive Wirkung bei verschiedenen thromboembolischen Erkrankungen hat, besonders bei der *frischen Thrombose der Extremitäten* und der *akuten Lungenembolie* (Übersicht [31]). Die thrombolytische Wirkung der Streptokinase kann anhand experimentell erzeugter Gerinnungsthromben, z.B. in der V. jugularis von Kaninchen, oder arterieller Abscheidungsthromben in der A. femoralis bei Hunden demonstriert werden [24]. Klinische Studien bei *tiefen Venenthrombosen* haben gezeigt, daß eine partielle oder komplette Wiedereröffnung der verschlossenen Venen bei einer Behandlung mit Streptokinase in 65–80% der Fälle venographisch nachgewiesen werden kann. Es bestehen jedoch Probleme bei der Bewertung einer thrombolytischen Therapie der Venenthrombose:

1. Klinische Zeichen, wie das Verschwinden von Ödemen, widersprechen oft dem Ausmaß der zugrunde liegenden Thrombose. Da Untersuchungstechniken mit Ultraschall, Plethismographien oder Isotopentechniken einen Thrombus nicht direkt sichtbar machen, geben nur phlebographische Untersuchungen eine zuverlässige Auskunft über den Therapieerfolg.

2. Es ist nicht immer möglich, klinisch festzustellen, um welche Phase einer Venenthrombose es sich handelt und es ist beinahe unmöglich, das Alter des Thrombus genau zu bestimmen. Eine Thrombolyse ist aber nur erfolgreich, solange noch keine bindegewebige Organisation der Fibrinablagerung erfolgt ist. Allerdings muß die früher vertretene Auffassung, wonach die Organisation immer innerhalb von 6 Tagen eintritt, dahingehend revidiert werden, daß unter bestimmten Bedingungen Thromben monatelang unorganisiert und damit einer Lyse zugänglich bleiben können.

Die Thrombolyse mit Streptokinase wird auch bei akuter, massiver *Lungenembolie* mit Erfolg eingesetzt bei Patienten, die die Initialphase überstanden haben und mit unterstützenden Maßnahmen stabilisiert wurden. Auch wenn nur eine Teillyse erreicht wird, kann das die Reserve des Patienten erhöhen, frische tiefe Venenthrombosen auflösen und dadurch eine wiederholte Embolie verhindern.

Der Arzt muß jedoch in der Notsituation entscheiden, ob eher eine thrombolytische oder eine chirurgische Behandlung durchzuführen ist. Nach der allgemeinen Erfahrung bieten Patienten, die einen massiven Infarkt länger als eine Stunde überleben, günstige Voraussetzungen für eine thrombolytische Behandlung. In diesen Fällen kann der prekäre Zustand ohne das Risiko der Embolektomie überwunden werden.

2.3. *Neue Anwendungsformen der Streptokinase*

Obwohl in den letzten 10 Jahren gezeigt werden konnte, daß Thromben im menschlichen Kreislauf durch Spektrokinase mit der konventionellen Behandlung gelöst werden, wird die Suche nach effektiveren Behandlungsplänen fortgesetzt [30]. Auf Grund der Kenntnisse über den Wirkungsmechanismus der Streptokinase wird zur Zeit mit neuen Modifikationen des konventionellen Schemas experimentiert (Tab. 2).

Zur Bildung großer Aktivatormengen für einen möglichst langen Behandlungszeitraum wird die Streptokinasezufuhr in bestimmten Abständen unter-

Tabelle 2 Modifikationen der konventionellen Streptokinase(SK)-Therapie

Prinzip	Behandlungsplan	Resultat
Diskontinuierliche Applikation	Unterbrechung der SK-Zufuhr	Wiederanstieg des Plasminogenspiegels
Intermittierende Applikation	Infusion von Plasminogen(Pg)-Präparaten im Wechsel mit SK	Erhöhung des Pg-Spiegels, Bildung von Lys-Pg mit hoher Affinität zum Fibrin
Applikation von Aktivator	Gabe des SK-Pg-Aktivator-Komplexes	Hohe Aktivatorkonzentration, verminderte Reaktion mit SK- und Pg-Antikörpern
Thrombusnahe Applikation	SK-Applikation über Katheter an Thrombus oder Embolus	Rasche Diffusion der SK in das Gerinnsel; Fibrinolyse lokal begrenzt
Kurzzeitlyse	Kurzdauernde Infusion von SK	Hyperplasminämie zur Lyse von Mikrothromben und Verbesserung der Fließeigenschaften des Blutes

brochen, um einen Wiederanstieg des unter der Behandlung abfallenden Plasminogenspiegels zu ermöglichen. Diese *diskontinuierliche Applikation* bietet darüber hinaus im klinischen Betrieb praktische Vorteile, da eine intensive Behandlung vorwiegend am Tage erfolgt, während die Behandlungspausen auf die Nachtstunden gelegt werden können, so daß die Überwachung des Patienten vereinfacht ist.

Da die Geschwindigkeit der Thrombolyse in erster Linie von der Plasminogenkonzentration im bzw. am Thrombus abhängt, werden intermittierend Streptokinase und Plasminogenkonzentrate zugeführt. Ein besonderer Vorteil dieser *intermittierenden Applikation* wird darin gesehen, daß das Plasminogen während der Präparation eine biochemische Veränderung zum Lys-Plasminogen erfährt, die mit einer Zunahme der Affinität zum Fibrin einhergeht. Die Geschwindigkeit der Thrombusauflösung scheint durch dieses Verfahren entscheidend gesteigert zu werden.

Wenn Streptokinase und menschliches Plasminogen gemischt werden, so bildet sich der Streptokinase-Plasminogen-Aktivator-Komplex. Der Vorteil der *Applikation des Aktivators* wird darin gesehen, daß eine höhere Aktivatorkonzentration als bei konventioneller Streptokinase-Behandlung erzielt wird. Außerdem soll der Streptokinase-Plasminogen-Aktivator-Komplex nicht mit Antisera gegen menschliches Plasminogen reagieren. Dies läßt vermuten, daß die Antigenstruktur des Komplexes sich von der Antigenstruktur des Plasminogens unterscheidet.

Bei *thrombusnaher Applikation* soll die Streptokinase rascher als nach systemischer Gabe in das Gerinnsel diffundieren und dort eine Lyse hervorrufen. Die Applikation erfolgt über einen Katheter, der so nahe wie möglich an den Thrombus oder Embolus herangeführt wird. Von einzelnen Arbeitsgruppen wird die thrombusnahe Streptokinase-Applikation auch zur Behandlung der Koronarthrombose und der postoperativen Lungenembolie eingesetzt. Im letzteren Falle wird die lokale Streptokinase-Applikation mit einer systemischen Gabe von Antifibrinolytika kombiniert, um die fibrinolytische Aktivität auf den Embolus zu begrenzen und eine allgemeine Hyperfibrinolyse zu vermeiden.

Zur *Kurzzeitfibrinolyse* wird Streptokinase nur 3 h lang in einer Gesamtdosis von 750000 E gegeben. Unter diesen Umständen ist eine Auflösung von Thromben in größeren Gefäßen nicht zu erwarten. Der Sinn der Behandlung wird vielmehr in der Lyse von Thromben in der Mikrostrombahn sowie in einer Verbesserung der Fließeigenschaften des Blutes infolge eines Fibrinogenabbaus gesehen.

2.4. Weitere Indikationen

In den letzten Jahren sind vermehrt Versuche zur Ausweitung der Streptokinase-Therapie unternommen worden. Von besonderem Interesse ist die Anwendung beim *Myokardinfarkt* und der *disseminierten intravasalen Gerinnung.*

Anhand experimentell erzeugter *Koronarthrombosen* läßt sich zeigen, daß eine thrombolytische Therapie, wenn sie rechtzeitig erfolgt, zur Wiedereröffnung des Koronarkreislaufs führt und so irreversible Myokardschäden verhindert [23]. Auch zahlreiche klinische Studien ergeben Hinweise darauf, daß eine frühzeitig eingeleitete Streptokinase-Behandlung die Letalität beim Myokardinfarkt vermindern kann [13]. Die methodischen Einzelheiten dieser Studien entsprechen jedoch nicht in jedem Falle den Forderungen an eine kontrollierte klinische Untersuchung. Widersprüchliche Beobachtungen führten zu einer Kontroverse über den Wert der Streptokinase beim akuten Myokardinfarkt. Dabei traten einige Probleme auf, die noch nicht zufriedenstellend gelöst wurden.

1. Die Rolle der Koronarthrombose bei der Entstehung des Myokardinfarktes ist noch nicht endgültig geklärt. Es muß jedoch, zumindest für einen erheblichen Teil der Infarkte, ein Kausalzusammenhang zwischen Thrombose und Infarkt angenommen werden. Außerdem haben Mikrothrombosierungen für den Verlauf des kardiogenen Schocks entscheidende Bedeutung.

2. Die Planung von aussagekräftigen klinischen Studien, die den Wert thrombolytischer Substanzen beim akuten Myokardinfarkt untersuchen, hat schwierige logistische Probleme und die Frage nach Kriterien aufgeworfen, die zur Bewertung der Behandlungseffekte angemessen sind. In Zukunft werden therapeutische Konzepte und Behandlungspläne für Patienten mit Myokardinfarkt entwickelt werden müssen, die auf hämodynamischen Untersuchungen und Bestimmungen der Infarktgröße basieren.

3. Mit den zur Verfügung stehenden Fibrinolytika werden sowohl pathologische Thromben als auch physiologische Fibrinablagerungen aufgelöst. Dadurch sind hämorrhagische Komplikationen unvermeidbar. Dieses Problem ist nicht nur auf die thrombolytische Behandlung des Myokardinfarktes begrenzt.

1979 wurden die Ergebnisse einer multizentrischen Studie [4] vorgelegt, bei der alle methodologischen Kriterien exakt eingehalten wurden. Es wurden Männer und Frauen zwischen 52 und 75 Jahren in die Studie aufgenommen, bei denen der Infarkt nicht älter als 12 Stunden war, die keine Komplikationen, die gegen den Einsatz der fibrinolytischen Therapie sprechen, aufwiesen und bei denen Hinweise auf einen schweren Verlauf des Infarktes gegeben waren. Bei diesen Patienten konnte eine signifikante Reduktion der 6-Monate-Letalität nachgewiesen werden.

Neuerdings ist die Anwendung des Fibrinolytikums bei der *disseminierten intravasalen Gerinnung* in den Mittelpunkt des Interesses gerückt, insbesondere nachdem die Heparintherapie auf diesem Gebiet nicht den erwünschten Erfolg brachte und chirurgische Maßnahmen nicht angewendet werden können.

Die disseminierte intravasale Gerinnung (DIC) ist die Reaktion auf eine diffuse Aktivierung des Gerinnungssystems. Sie kann durch eine Vielzahl von Pathomechanismen ausgelöst werden. Dabei entstehen vornehmlich in der

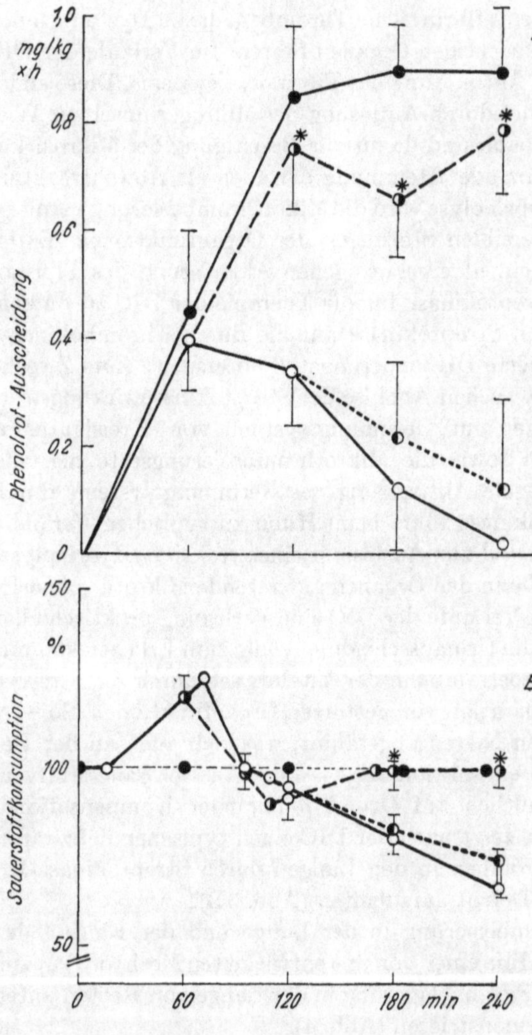

Abb. 3 Veränderungen von Organfunktionen nach DIC-Auslösung durch Thrombokinase(TK)-Infusion bei Hunden

A: Nierenfunktion, gemessen anhand der Phenolrotausscheidung
B: Sauerstoffverbrauch
● = Kontrolle (Infusion 0,9%iger NaCl-Lösung);
○ = DIC nach TK-Infusion (240 min);
◑ = Streptokinase 60 min nach Beginn der TK-Infusion;
◐ = Streptokinase 120 min nach Beginn der TK-Infusion
* $p < 0{,}01$

Endstrombahn des Gefäßsystems fibrinreiche Thromben, die zu Dysfunktionen in den für Vitalmechanismen wichtigen Organen führen. Im Verlaufe der DIC kommt es im allgemeinen zur Aktivierung des Fibrinolysesystems. Diese endogene, reaktive Fibrinolyse führt durch Auflösung der Mikrogerinnsel zur Wiedereröffnung der Mikrostrombahn und damit zur Beseitigung der Mikrozirkulationsstörung. Bei Insuffizienz oder Hemmung der auch als Abwehrreaktion zu verstehenden endogenen Fibrinolyse wird die Mikrothrombosierung manifest und führt zu schweren irreversiblen Störungen der Organfunktionen. Es ist daher naheliegend, die Möglichkeit einer exogenen Aktivierung des Fibrinolysesystems mit Hilfe von Streptokinase für die Therapie der DIC zu nutzen.

Wir haben den Einfluß von Streptokinase auf die durch Thrombokinase- oder Thrombininfusion induzierte DIC experimentell untersucht. Zum Zwecke einer eingehenden pharmakologischen Analyse der Streptokinasewirkung wurden gleichzeitig Veränderungen im Gerinnungssystem, von Kreislaufparametern und Organfunktionen sowie die Mikrothrombosierungsrate messend verfolgt [27, 28]. Die intravasale Aktivierung des Gerinnungssystems durch Infusion von Gewebsthrombokinase führt beim Hund zu typischen Veränderungen im Gerinnungssystem und zur Auslösung einer reaktiven Fibrinolyse, die aber nicht ausreicht, um die in den Organen auftretende Mikrothrombosierung zu beseitigen. So tritt im Verlaufe der DIC eine Verlegung praktisch aller Glomerula ein, in deren Folge die Urinausscheidung völlig zum Erliegen kommt. Die Wiedereröffnung der Mikrostrombahn der Vitalorgane durch die Streptokinase-Therapie führt zur Reparation von gestörten Organfunktionen. So werden die Mikrothromben in den Nieren abgeräumt, was sich auch an der Beseitigung der Störung der Nierenfunktion zeigt (Abb. 3A). Der Sauerstoffverbrauch, der anfänglich vermutlich auf Grund pulmonaler Kompensationsmechanismen leicht erhöht ist, zeigt nach der DIC einen typischen defizitären Verlauf. Werden die Mikrothromben in den Lungen durch Streptokinase-Infusion beseitigt, so ist das O_2-Defizit aufzuhalten (Abb. 3B).

Der Verlauf der Mikrothrombosierung in der Lunge und der Einfluß der Streptokinase lassen sich mit Hilfe einer von uns entwickelten Methode [12] zur kontinuierlichen Messung der Fibrinablagerung in der Lunge von Ratten unter der Infusion von Thrombin demonstrieren (Abb. 4).

Die Untersuchungen bei der experimentellen DIC bestätigen die therapeutische Wirkung der Streptokinase. Sie haben aber auch gezeigt, daß der optimale Einsatz des Fibrinolytikums eine genaue Kenntnis des Verlaufs der DIC voraussetzt. Bereits 2 Stunden nach Beginn der Mikrothrombosierung, also zu einem Zeitpunkt, zu dem schon ein deutliches Sauerstoffdefizit nachzuweisen ist und andere vitale Funktionen stark eingeschränkt sind, verursacht die Streptokinase-Applikation keine wesentlichen therapeutischen Effekte mehr. Dies weist darauf hin, daß Schäden in den für Vitalmechanismen wichtigen Organsystemen bei einer verspäteten Wiedereröffnung der Mikrostrombahn nicht mehr reparabel sind.

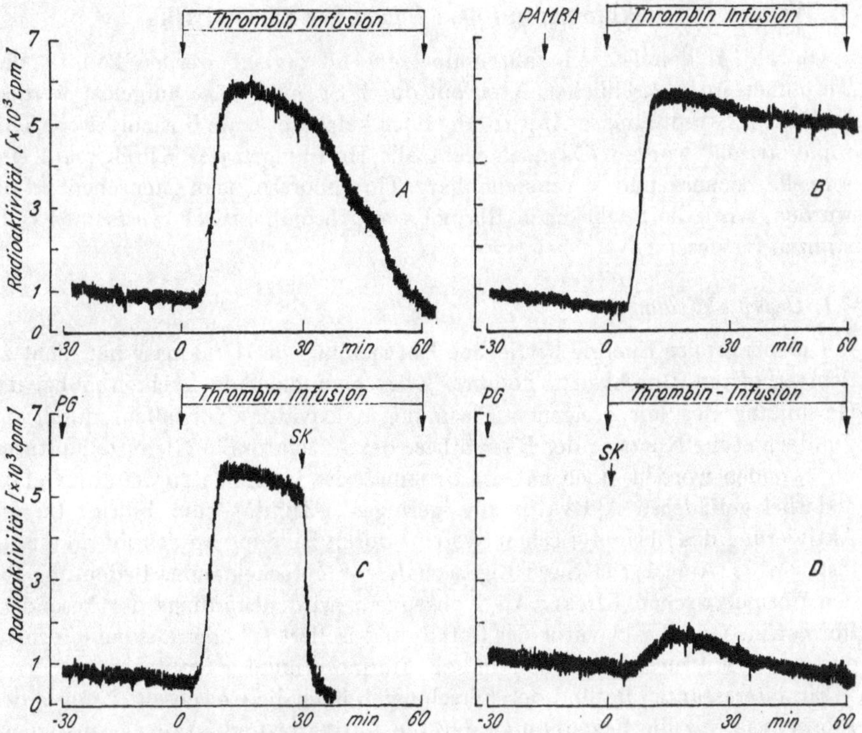

Abb. 4 Verlauf der durch Thrombininfusion (550 NIH-E/kg/h) ausgelösten Mikrothrombosierung bei Ratten (Radioaktivität gemessen über der Lunge nach Injektion von ^{125}I-Fibrinogen)

A: Kontrolle

B: Nach vorheriger Gabe des Antifibrinolytikums PAMBA (100 mg/kg s.c.)

Nach Gabe von Humanplasminogen (PG = 10 Plough-E/kg i.v.) und Streptokinase (SK = 125000 E/kg i.v.)

C: 30 min nach Beginn der Thrombininfusion

D: Mit Beginn der Thrombininfusion

Da bei allen Formen des Schocks Mikrothromben in der Endstrombahn zu finden sind, die zu Mikrozirkulationsstörungen in der Peripherie führen, ist die Anwendung von Streptokinase bei dieser Indikation, hauptsächlich beim protrahierten, scheinbar therapieresistenten Schock berechtigt. Über gute klinische Erfahrungen wurde bei Patienten mit septischem Schock, also dem klinischen Äquivalent des Shwartzman-Sanarelli-Phänomens, sowie dem hämolytischen Schock und dem Verbrennungsschock berichtet.

3. Weitere Entwicklungen auf dem Gebiet der Fibrinolytika

Obwohl in den letzten Jahren überzeugend gezeigt werden konnte, daß Thromben im menschlichen Kreislauf durch Streptokinase aufgelöst werden, ist mit der Streptokinase-Anwendung noch keine optimale fibrinolytische Therapie erreicht worden. Da noch nicht alle Hoffnungen der Kliniker auf eine schnelle, sichere und vorausschaubare Thrombolyse beim Menschen erfüllt wurden, wird die Suche nach fibrinolytisch-thrombolytisch wirksamen Substanzen fortgesetzt.

3.1. Gewebsaktivatoren

Die mit großer Energie betriebene Entwicklung der Urokinase hat nicht zu dem erhofften Durchbruch geführt. Zwar sind die Schwierigkeiten bei der Gewinnung des körpereigenen Plasminogenaktivators vor allem durch die großtechnische Nutzung der Biosynthese des Aktivators in Nierenzellkulturen überwunden worden, doch hat die Urokinase im Vergleich zu dem im Gefäßendothel gebildeten Aktivator eine geringere Affinität zum Fibrin. Da die Aktivierung des fibrinolytischen Systems durch Bindung an das Fibrin ausgelöst wird (s. Abb. 1), ist diese Eigenschaft von entscheidender Bedeutung für den fibrinolytischen Effekt. Als Konsequenz wird neuerdings der besonders fibrinaffine Gewebsaktivator der Gefäßwand isoliert [2] oder aus entsprechenden Gewebekulturen gewonnen und als Fibrinolytikum erprobt.

Ein interessanter Befund der Forschungen über die Gewebsaktivatoren der Fibrinolyse war die Feststellung, daß die Aktivatorproduktion bei malignem Wachstum des betroffenen Gewebes ansteigt. Da die Gewebsaktivatoren immunologisch unterschieden und quantitativ bestimmt werden können, wird gegenwärtig versucht, sie als Marker bösartiger Tumoren zu verwenden [1].

Eine Hemmung der bei maligner Entartung gesteigerten Fibrinolyse mit der Absicht, dadurch das infiltrierende Wachstum zu verhindern, hatte keinen Einfluß auf das Tumorwachstum [25]. Andererseits wird auf Grund tierexperimenteller Untersuchungen vermutet, daß eine Aktivierung des fibrinolytischen Systems zu einer Verhütung der Metastasierung bösartiger Tumoren führen könnte [6].

3.2. Synthetische Fibrinolyseaktivatoren

Der therapeutischen Anwendung der Streptokinase sowie der Gewebsaktivatoren sind Grenzen gesetzt. Wegen ihrer Eiweißnatur müssen sie parenteral zugeführt werden. Streptokinase verursacht zudem eine Antikörperbildung und wird durch vorhandene Antistreptokinase gebunden. Ferner ist die Wirkungsdauer der Aktivatorenzyme auf Grund ihrer pharmakokinetischen Eigenschaften begrenzt, so daß eine wiederholte Injektion oder Dauerinfusion erforderlich ist. Sie sind daher auch nicht für eine Thromboseprophylaxe oder Langzeitbehandlung geeignet. Hinzu kommen die relativ hohen Kosten der

Präparate, die durch die kostspielige Isolierung der natürlichen Wirkstoffe in reiner Form entstehen. Die sich aus dem Enzym- bzw. Proteincharakter der bisher in die antithrombotische Therapie eingeführten Fibrinolytika ergebenden Schwierigkeiten haben mehrere Arbeitsgruppen zu Bemühungen um die Entwicklung von Substanzen veranlaßt, mit deren Hilfe eine *orale fibrinolytische Therapie* möglich würde. Eine erste Bestandsaufnahme zeigt, daß es grundsätzlich möglich ist, auch mit kleinmolekularen, nichtenzymatisch wirkenden Verbindungen eine fibrinolytische Aktivität im Blut auszulösen [17]. Im Gegensatz zu den biologischen fibrinolytisch wirksamen Stoffen können die synthetischen Fibrinolytika nicht direkt eine Plasminogenaktivierung oder Fibrinspaltung bewirken. Obwohl die Möglichkeit einer allosterischen Plasminogenaktivierung durch nichtenzymatische, kleinmolekulare Verbindungen in Erwägung gezogen wurde, sind bisher nur Pharmaka bekannt, welche die Fibrinolyse mittelbar auslösen. Die daher auch als *indirekte Fibrinolytika* charakterisierten Verbindungen können in der in Tab. 3 skizzierten Weise in das fibrinolytische System eingreifen.

Tabelle 3 Aktivierung des fibrinolytischen Systems durch synthetische Pharmaka

Wirkungsmodus	Arzneistoffgruppen (Pharmaka)
Förderung der Biosynthese von Plasminogenaktivatoren	Anabole Steroide (Ethylestrenol, Stanozolol) Biguanide (Metformin, Phenformin)
Freisetzung des Gewebsaktivators	β-adrenerge Substanzen (Isoproterenol) Mediatoren (Histamin, Bradykinin) vasoaktive Substanzen (Nikotinsäure, DDAVP)
Aktivierung des humoralen Proaktivators	Saure Polysaccharide (Heparin, Heparinoide)
Inaktivierung der natürlichen Inhibitoren	Nichtsteroidale Antiphlogistika (Salizylsäure-Derivate, Flufenamsäure)

Beeinflussung der Biosynthese von Plasminogenaktivatoren

Nachdem erste Beobachtungen über die Aktivatorbildung an Gewebekulturen gemacht worden waren, wurden die meisten Untersuchungen über die Biosynthese des Aktivators an Kulturen von Epithelzellen, insbesondere in Nierenzellkulturen, durchgeführt, da sich diese leichter handhaben lassen als die Gefäßendothelzellen. Nach diesen Untersuchungen ist der Aktivator ein Produkt des Zellstoffwechsels. Seine Bildung ist mit der Zelldifferenzierung oder Maturation verbunden und wird durch Stoffwechselgifte sowie bei Anxoie in der Zellkultur gehemmt (Versuchsbeispiel Abb. 5). Ausgehend von der Entdeckung, daß die fibrinolytische Aktivität durch Testosteron gesteigert werden kann, wurde der Einfluß anaboler Steroide untersucht und gefunden, daß sich die Biosynthese des Aktivators durch anabole Steroide stimulieren läßt. Von den in dieser Hinsicht geprüften Anabolika sind vorwiegend Ethylestrenol und Stanozolol klinisch angewandt worden. Unter der Gabe dieser Medikamente kommt es nach etwa 6 Wochen zu einem Anstieg der de Novo-Synthese des Aktivators. Dies macht sich durch eine vermehrte Aktivatorabgabe bei venöser Stauung sowie eine gesteigerte spontane fibrinolytische Aktivität bemerkbar. Bei Patienten mit herabgesetztem Aktivatorgehalt erreicht dieser unter der Therapie wieder Normalwerte.

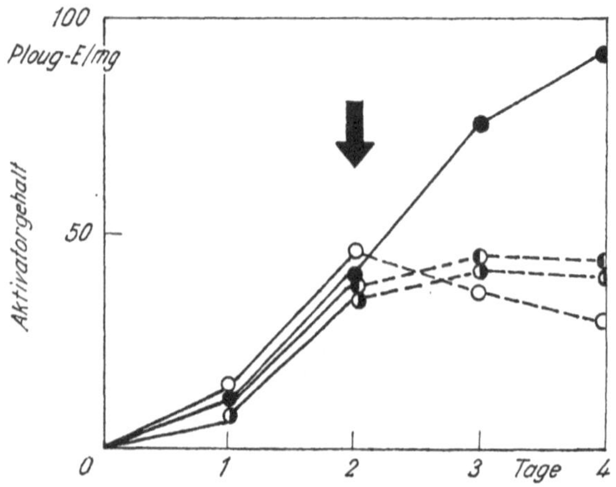

Abb. 5 Aktivatorproduktion in Endothelzellkulturen (Rinderaorta) nach Zugabe von 2-4-Dinitrophenol 10^{-4} m (◑), Chlormethin 10^{-4} m (◐) und in N_2-Atmosphäre (○), Kontrolle ohne Zusatz (●)

Die bekannten Nebenwirkungen der Anabolika, wie Virilisierung und Amenorrhoe, die bei jüngeren Frauen besonders schwerwiegend sind, und Gewichtszunahme schränken diese Form der oralen fibrinolytischen Therapie ein.

Die Beobachtung, daß die fibrinolytische Aktivität bei Diabetikern unter der Behandlung mit Sulfonylharnstoffen vorübergehend ansteigt, hat zu weiteren Untersuchungen mit oralen Antidiabetika, insbesondere mit Biguaniden, geführt. Klinisch untersucht wurden vor allem Metformin und Phenformin. Ihre Wirkung soll neben einer Steigerung der Synthese des Aktivators auch auf einer Förderung der Aktivatorfreisetzung beruhen. Die Anwendung der Biguanide brachte gegenüber den anabolen Steroiden keine Vorteile und ist auf Grund von Nebenwirkungen (wie Lactacidose, Störungen im Magen-Darm-Trakt) beschränkt.

Zur Verminderung von Nebenwirkungen wurde daher eine kombinierte Anwendung von anabolen Steroiden und Biguaniden versucht. Obgleich diese Substanzen noch keine idealen oralen Fibrinolytika sind und sich auf Grund ihres Wirkungsmechanismus nicht für eine Behandlung akuter Thrombosen eignen, eröffnet sich damit ein neuer Weg für eine Prophylaxe bei Patienten mit rezidivierender Thrombose.

Eine Störung der Aktivatorbildung, wie sie bei Patienten mit chronischen arteriellen Verschlußkrankheiten oder rezidivierender idiopathischer venöser Thrombose auftritt, ist eine der Ursachen der Thrombophilie. Klinische Berichte über eine Langzeitbehandlung mit diesen oral wirksamen Fibrinolytika haben gezeigt, daß insbesondere bei Patienten mit abnormal niedrigem Plasminogenaktivatorgehalt in der Venenwand die Frequenz von thromboembolischen Episoden herabgesetzt wird (Übersicht [3]).

Beeinflussung der Aktivatorabgabe

Die extrinsische Aktivierung des fibrinolytischen Systems wird durch die Freisetzung des Gewebsaktivators vor allem aus dem Endothel der Venen ausgelöst. Über den Mechanismus der Überführung des Aktivators aus dem gebundenen Zustand in eine lösliche Form bestehen unterschiedliche Vorstellungen. Aus Untersuchungen an Zellkulturen wird auf eine Freisetzung in Verbindung mit der Zelldegeneration und Desquamation geschlossen. Auch eine aktive Sekretion oder Diffusion in das Blut liegt im Bereich der Möglichkeiten. Die Freisetzung kann durch eine Reihe exogener und endogener Stimuli ausgelöst werden. Sie wird offenbar durch vegetative Innervation und

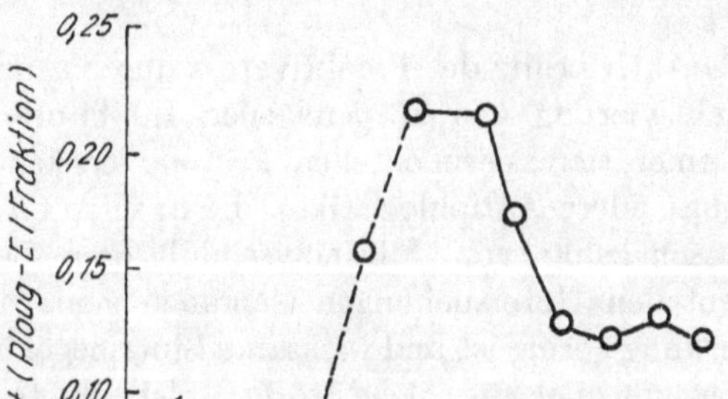

Abb. 6 Aktivatorfreisetzung aus isolierten Schweineohren. Durchströmung mit Tyrodelösung (—) und mit Histamin-(10^{-5} M)haltiger Tyrodelösung (— — —)

humorale Regulation kontrolliert. Diese Vorgänge lassen sich an isoliert durchströmten Gefäßpräparaten studieren (Abb. 6). Bei Untersuchungen über den Einfluß von niedermolekularen Mediatoren (biogene Amine, Peptide und Prostaglandine) und Transmittern des vegetativen Nervensystems (Katecholamine und Azetylcholin) fanden wir, daß von den als Mediatoren bekannten biogenen Aminen und Peptiden Histamin und Bradykinin eine starke dosisabhängige aktivatorfreisetzende Wirkung besitzen, die mit einer Erhöhung der Gefäßpermeabilität einhergeht [20]. Die durch adrenerge Substanzen ausgelöste Aktivatorabgabe wird über β-Rezeptoren vermittelt und kann dementsprechend durch β-Rezeptorenblocker verhindert werden [22].

In tierexperimentellen Untersuchungen und Beobachtungen an Patienten wurde ferner festgestellt, daß vasoaktive Substanzen allgemein eine Fibrinolysesteigerung durch vermehrte Aktivatorabgabe auslösen können. Ein altbekanntes Beispiel hierfür ist die Nikotinsäure. Ihre fibrinolysesteigernde Wirkung ist jedoch relativ flüchtig und wird bei wiederholter Applikation geringer. In diesem Zusammenhang ist auch die Wirkung des Vasopressins von Bedeutung, insbesondere da auch Vasopressinderivate, wie 1-Desamino-8-D-arginin-vasopressin (DDAP), die nur eine geringe vasokonstriktorische Aktivität besitzen, die Aktivatorabgabe auslösen.

Die Nutzung von Stoffen, die eine Aktivatorabgabe bewirken, als orale Fibrinolytika wird dadurch eingeschränkt, daß ihr Effekt nur kurzdauernd ist und sich bei wiederholter Applikation vermindert. Diese Tachyphylaxie könnte die Folge einer Erschöpfung der Plasminogenaktivatorreserve in der Gefäßwand sein.

Weitere Möglichkeiten

Die weiteren Möglichkeiten, wie Aktivierung des Proaktivators durch saure Polysaccharide [21] und die Inaktivierung von körpereigenen Inhibitoren, haben noch nicht das Stadium einer tierexperimentellen Prüfung erreicht. Von den zahlreichen Stoffen (insbesondere Antiphlogistika), die in vitro eine Fibrinolysesteigerung durch Ausschaltung von Fibrinolyseinhibitoren bewirken, konnte nur in experimentellen Untersuchungen Gebrauch gemacht werden, da die Spezifität ihrer Wirkung gering ist und wirksame Blutspiegel in vivo nicht erreicht werden [7]. Dies gilt auch für solche Stoffe, welche die Gerinnselstruktur verändern und damit die Fibrinolyse erleichtern.

In dem Maße, wie die Kenntnisse über den Fibrinolysemechanismus und insbesondere über die Plasminogenaktivatorbildung und -freisetzung erweitert werden, wird auch die Entwicklung fibrinolytisch thrombolytisch wirksamer Substanzen vorangetrieben werden können. Auf Grund der beträchtlichen Forschung auf diesem Teilgebiet der antithrombotischen Therapie ist mit einer neuen Generation von Fibrinolytika zu rechnen [14].

Literatur

[1] ÅSTEDT, B.: Tumorplasminogen-Aktivatoren und ihre klinische Bedeutung. Folia haemat. (Lpz.) **106**, 977–981 (1979).

[2] BINDER, B. R., SPRAGG, J., AUSTEN, K. F.: Purification and characterization of human vascular plasminogen activator derived from blood vessel perfusates. J. biol. Chem. **254**, 1998 (1979).

[3] DESNOYERS, P. C.: Indirect fibrinolytic agents. In: Handbook of Experimental Pharmacology, Bd. **46**: Fibrinolytics and Antifibrinolytics, hrsg. von F. MARKWARDT. Berlin, Heidelberg, New York: Springer 1978, S. 273–314.

[4] EUROPEAN COOPERATIVE STUDY GROUP: European trial on acute myocardial infarction. New Engl. J. Med. **301**, 797 (1979).

[5] HEIMBURGER, N.: Biochemie des Plasminogens und der Plasminogen-Aktivierung. In: Fibrinolyse, Thrombose, Hämostase, hrsg. von E. DEUTSCH und K. LECHNER. Stuttgart, New York: Schattauer 1980, S. 2–13.

[6] HEYES, H., GLÜCK, D.: Die Bedeutung des Fibrins/Fibrinogens für Wachstum und Metastasierung von Malignomen. Klin. Wschr. **55**, 1079–1087 (1977).

[7] KAULLA, K. N. VON: Synthetic fibrinolytic agents. Induction of fibrinolytic activity in vitro. In: Handbook of Experimental Pharmacology, Bd. **46**: Fibrinolytics and Antifibrinolytics, hrsg. von F. MARKWARDT. Berlin, Heidelberg, New York: Springer 1978, S. 239–272.

[8] KLÖCKING, H.-P., MARKWARDT, F.: Thrombolytic and pharmacodynamic properties of the protease from Aspergillus ochraceus (russ.). Farmakol. i Toksikol. **38**, 341–349 (1975).

[9] KLÖCKING, H.-P., SENF, L., DRAWERT, J., MARKWARDT, F.: Tierexperimentelle Unsuchungen zur Pharmakokinetik von Streptokinase. Acta biol. med. germ. **34**, 655–660 (1975).

[10] KLUFT, C.: Studies on the fibrinolytic system in human plasma: Quantitative determination of plasminogen activators and proactivators. Thrombos. Haemostas. **41**, 365–383 (1979).

[11] KÖHLER, W., MARKWARDT, F.: Streptokinase – Über die Entwicklung eines wichtigen Arzneimittels. Wiss. u. Fortschr. **26**, 464–467 (1976).

[12] KOTH, W., NOWAK, G., MARKWARDT, F.: Monitoring of microthrombosis in experimental animals by continuous recording of ^{125}I-fibrin deposits and ^{51}Cr-labelled platelets in the lungs. Acta biol. med. germ. **39**, 157–162 (1980).

[13] LOO, J. VAN DE: Streptokinasetherapie des Herzinfarktes in Abhängigkeit vom Schweregrad der Krankheit. Folia haemat. (Lpz.) **106**, 929–937 (1979).

[14] MARKWARDT, F.: Gegenwärtiger Stand und Entwicklungstendenzen auf dem Gebiet der Thrombolytika. Folia haemat. (Lpz.) **101**, 5–8 (1974).

[15] MARKWARDT, F. (Hrsg.): Handbook of Experimental Pharmacology, Bd. **46**: Fibrinolytics and Antifibrinolytics. Berlin, Heidelberg, New York: Springer 1978.

[16] MARKWARDT, F.: Grundlagen der antithrombotischen Therapie. Z. ges. inn. Med. **34**, 1–3 (1979).

[17] MARKWARDT, F.: Orale Fibrinolytika. In: Fibrinolyse, Thrombose, Hämostase, hrsg. von E. DEUTSCH und K. LECHNER. Stuttgart, New York: Schattauer 1980, S. 45–56.

[18] MARKWARDT, F., BERNSTEIN, K., DRAWERT, J., EGER, H., KLÖCKING, H.-P., SED-

LARIK, K., VOLLMAR, F., WILDE, J.: Thrombolytische Behandlung einer experimentellen Koronarthrombose mit Streptokinase. Exp. Path. **14**, 76–88 (1977).

[19] MARKWARDT, F., KLÖCKING, H.-P.: Pharmakologie des Streptokinase-Präparates Awelysin®. Medicamentum (Berl.) **17**, 197–201 (1976a).

[20] MARKWARDT, F., KLÖCKING, H.-P.: Studies on the release of plasminogen activator. Thromb. Res. **8**, 217–223 (1976b).

[21] MARKWARDT, F., KLÖCKING, H.-P.: Heparin-induced release of plasminogen activator. Haemostasis **6**, 370–374 (1977).

[22] MARKWARDT, F., KLÖCKING, H.-P.: Einfluß von Mediatoren auf die Freisetzung von Plasminogenaktivatoren. Acta biol. med. germ. **37**, 1603–1610 (1978).

[23] MARKWARDT, F., KLÖCKING, H.-P., SEDLARIK, K., DRAWERT, J.: Tierexperimentelle Untersuchungen zur thrombolytischen Wirkung von Ocrase. Acta biol. med. germ. **36**, 1315–1327 (1977).

[24] MARKWARDT, F., KLÖCKING, H.-P., SEDLARIK, K., PERLEWITZ, J., DRAWERT, J., HOFFMANN, J.: Tierexperimentelle Untersuchungen zur thrombolytischen Wirkung von Streptokinase. Acta biol. med. germ. **35**, 193–203 (1976).

[25] MARKWARDT, F., LANDMANN, H.: Antifibrinolytika. Jena: Fischer 1967.

[26] MARKWARDT, F., LANDMANN, H., KLÖCKING, H.-P.: Fibrinolytika und Antifibrinolytika. Jena: Fischer 1972.

[27] MARKWARDT, F., NOWAK, G., HOFFMANN, J., HOFFMANN, A., DRAWERT, J.: Experimentelle Therapie der disseminierten intravasalen Gerinnung mit Streptokinase. Acta biol. med. germ. **38**, 97–106 (1979).

[28] MARKWARDT, F., NOWAK, G., MEERBACH, M., RÜDIGER, K.-D.: The influence of drugs on disseminated intravascular coagulation (DIC). I. Effects of antifibrinolytics and fibrinolytics on thrombin-induced DIC in rats. Thromb. Res. **9**, 143–152 (1976).

[29] STEINBUCH, M.: Inhibitoren der Fibrinolyse. In: Fibrinolyse, Thrombose, Hämostase, hrsg. von E. DEUTSCH und K. LECHNER. Stuttgart, New York: Schattauer 1980, S. 23–44.

[30] VERSTRAETE, M.: Probleme und Unsicherheiten thrombolytischer Substanzen der zweiten Generation. In: Fibrinolyse, Thrombose, Hämostase, hrsg. von E. DEUTSCH, und K. LECHNER. Stuttgart, New York: Schattauer 1980, S. 57–79.

[31] VOGEL, G.: Clinical use of streptokinase. In: Handbook of Experimental Pharmacology, Bd. **46**: Fibrinolytics and Antifibrinolytics, hrsg. von F. MARKWARDT. Berlin Heidelberg, New York: Springer 1978, S. 179–207.

[32] WIMAN, B., WALLEN, P.: The specific interaction between plasminogen and fibrin. A physiological role of the lysine binding site in plasminogen. Thromb. Res. **10**, 213–222 (1977).

FSC
www.fsc.org
MIX
Papier | Fördert gute Waldnutzung
FSC® C083411

Zeitfracht Medien GmbH
Ferdinand-Jühlke-Straße 7
99095 Erfurt, Deutschland
produktsicherheit@kolibri360.de